Leber und Galle entgiften:

Leber und Galle auf natürliche Art entgiften. Für mehr Gesundheit und ein besseres Wohlbefinden.

Till Jansen

Inhaltsverzeichnis

Kapitel 1 – Anatomie und Funktionen der Leber.............................1

Kapitel 2 – Zu vermeidende Substanzen und Nahrungsmittel...........5

Kapitel 3 – Substanzen, die die Leber entgiften 17

Kapitel 4 – Tipps und Tricks zur Leberentgiftung.........................23

Kapitel 5 – Besonders entgiftende Nahrungsmittel 29

Kapitel 6 – Wie Entgiftung funktioniert 37

Kapitel 7 – Planung einer Entgiftungsdiät 41

Kapitel 8 – Fasten 49

Kapitel 9 – Saft- und Smoothierezepte 53

Fazit...59

Einleitung

Die Leber ist das Entgiftungszentrum des menschlichen Körpers. Ihre Hauptfunktion besteht darin, unser Blut zu reinigen und Giftstoffe sowie andere schädliche Substanzen aus unserem Körper zu filtern. Die Leber spielt eine Schlüsselrolle in unserem Stoffwechsel und hilft uns, Rauschmittel und Medikamente zu verdauen, erfüllt aber auch einige andere lebenswichtige Aufgaben wie die Produktion einiger Proteine und Hormone sowie die Lagerung von Glykogen.

Durch die heutige Durchschnittsernährung kann die Leber allerdings leicht überfordert werden. Die typische westliche Ernährung ist üblicherweise nährstoffarm, dafür aber reich an Zucker, Fett und Giftstoffen wie Alkohol und kann der Leber schaden, sodass sie immer ineffizienter im Herausfiltern von Giften aus unserem Körper wird.

Zum Glück ist es möglich, diesen Prozess rückgängig zu machen, indem man bestimmte Nahrungsmittel isst, die die Leber reinigen und entgiften. Dieser Ratgeber zielt darauf ab, diese Lebensmittel und andere Vorgehensweisen, die Ihre Leber in Form halten, vorzustellen und zu erklären, wie Sie diese Informationen verwenden können, um Ihren Körper zu entgiften und Ihre Gesundheit zu verbessern. Also los!

Kapitel 1 – Anatomie und Funktionen der Leber

Im menschlichen Körper liegt die Leber oberhalb des Magens und unterhalb des Zwerchfells und ist im unteren Bereich des Brustkorbs gelegen. Die Leber ist ein recht großes Organ und wiegt beim Menschen durchschnittlich rund 1,5 kg. Damit ist sie nach der Haut das größte Organ des menschlichen Körpers. Die Leber wird zusammen mit dem Darm, der Gallenblasse, den Nieren und dem Magen zu einer Organgruppe gezählt, der nämlich, die mit der Verdauung und Verwertung unserer Nahrung befasst ist.

Die Leber fängt den Blutstrom aus dem Darm auf, der voll von Giften und Chemikalien ist, die mit dem Essen aufgenommen wurden und die beim Durchgang durch unsere Gedärme freigesetzt werden. Die Leber entfernt diese Giftstoffe und Chemikalien und zerlegt sie in deren nützliche und harmlose Bestandteile.

Technisch gesehen gilt die Leber als Drüse, ein bestimmter Organtyp, der Hormone und andere Nutzstoffe für den Körper produziert. Viele dieser Hormone und Substanzen werden von der Leber für den Bedarfsfall aufbewahrt, darunter einige Vitamine und Mineralstoffe wie Vitamin B12, Eisen und Kupfer. Zudem lagern in der Leber große Mengen Glykogen, eine Art Glukose, die der Energiespeicherung dient.

An die Leber ist die Gallenblase angeschlossen, eine kleine Drüse unterhalb der Leber. Die Gallenblase speichert die Galle, die von der

Leber produziert wird. Galle ist eine Substanz, die der Aufspaltung und Verflüssigung von Lipiden dient, dem Hauptbestandteil von Fetten und anderen schwerverdaulichen Substanzen. Galle ist basisch und kann von dunkelgrüner bis gelbbrauner Farbe sein.

Die Gallenblase konzentriert die von der Leber produzierte Galle, indem sie ihr Wasser und Elektrolyte entzieht. Manchmal, wenn zuviel Cholesterin oder eine Substanz namens Bilirubin vorliegen, kann die Gallenblase sogenannte Gallensteine bilden, d.h. kleine, kristallisierte, steinartige Gebilde, die Nierensteinen ähneln. Die Gallenblase kann interessanterweise aus dem Körper entfernt werden, ohne dass das langfristige Schäden mit sich bringt. Die Leber hingegen gilt als lebenswichtiges Organ, und es gibt keine bekannte Methode, ein komplettes Versagen oder Entfernen der Leber zu überleben, auch wenn eine Dialyse zeitweise helfen kann.

Zusätzlich zu diesen Vorgängen hilft die Leber auch bei der Produktion von Lymphflüssigkeit. Lymphflüssigkeit ist eine weißlich graue Substanz, die Proteine, Fette und weiße Blutkörperchen enthält und die den Körper durch das sogenannte Lymphsystem durchdringt. Das Lymphsystem wiederum ist das Herz des Immunsystems und hilft, Bakterien im Blut zurückzuschlagen.

Die Leber selbst spielt auch eine große Rolle bei der Immunisierung gegen diverse Viren und Bakterien. Die Leber enthält spezielle Zellen, sog. Kupffer-Zellen, die wiederum Makrophagen enthalten. Makrophagen sind eine Art weißer Blutkörperchen, die dafür zuständig sind, alles im Körper zu umfassen und zu verdauen, was als fremd und ungesund erkannt wird, darunter auch Krebszellen und

Krankheitserreger. Makrophagen spielen eine besondere Rolle bei der Immunisierung gegen bestimmte Krankheitserreger sowie dem Langzeitschutz dagegen.

Darüber hinaus unterstützt die Leber die Blutbildung durch die Produktion eines Eiweißes mit Nahmen Albumin. Albumin stellt einen Großteil des Blutplasmas und hilft Ihrem Blut, Wasser zu absorbieren und einzubehalten, den Druck gleichbleibend zu halten und die Blutverdünnung zu verhindern. Albumin kann auch Fettsäuren und Steroidhormone durch das Blut transportieren helfen, die wiederm viele bedeutende Rollen in Ihrem Körper spielen.

Wird die Leber geschädigt oder droht sie, zu versagen, werden einige Symptome sichtbar. Die Haut wird meistens gelblich, was auf die Bildung von Bilirubin in der Haut zurückzuführen ist. Die Bildung von Bilirubin wieder kann starken Juchreiz auf der Haut verursachen, der kaum gelindert werden kann. Da nicht genug Albumin produziert werden kann, um den Blutdruck in der korrekten Höhe zu halten, können durch Wasseransammlungen verursachte Schwellungen im Unterleib, den Fußgelenken und Füßen auftreten.

Da die Leber zudem keine Giftstoffe und andere Chemikalien in nützliche Nährstoffe und Vitamine zerlegt, kann ein Mensch mit schlecht funktionierender Leber eine starke Müdigkeit verspüren, die auf einen Mangel an diesen Nährstoffen zurückzuführen ist. Einige gehen sogar davon aus, dass eine Leberfehlfunktion zu Depression und Niedergeschlagenheit führen kann. Dies kann eine Folge der chronischen Müdigkeit sein, aber auch die Folge eines Mangels an Hormonen, die die Stimmung beeinflussen.

Zudem geht man davon aus, dass eine schlecht funktionierende oder geschädigte Leber zu Blähungen und schlechter Verdauung führen kann, mitunter sogar zu einer Unfähigkeit zur Gewichtsabnahme, da der Fettstoffwechsel eingeschränkt ist.

Zudem neigen Menschen mit Leberschäden eher zur Hämatombildung, ihre Wunden brauchen länger, um zu verheilen und es kommt oft zu Schmerzen in der Lebergegend.

Zusammengefasst unterstützt und erhält die Leber zahlreiche Lebensfunktionen im ganzen Körper und ist für das Funktionieren alle anderen Organe von größter Bedeutung. Sie sollten also ein aktives Interesse daran haben, Ihre Leber und gesund und funktionsfähig zu halten und effektiv daran arbeiten, wenn Sie weiter gesund und frei von Krankheiten leben wollen.

Kapitel 2 – Zu vermeidende Substanzen und Nahrungsmittel

Medikamente

Der moderne Lebensstil ist sehr hart zu unserer Leber und wir muten ihr zu, mehr Toxine aus unserem Blut zu filtern als je zuvor. Viele leberschädliche Substanzen nehmen wir regelmäßig ein, darunter Alkohol und Schmerzmittel wie Aspirin und Ibuprofen. Viele verschreibungspflichtige Medikamente können zu Giftstoffansammlungen in der Leber führen, so z.b. phenyotin- und simvastatinhaltige Medikamente

Man kann mitunter auch industriellen Chemikalien wie z.b. Lösungsmitteln ausgesetzt sein, die zu Leberversagen führen können. Selbst einige Pflanzen und Ernährungsergänzungsprodukte können der Leber schaden, so z.b. Cascara und Kava, besonders in hohen Dosen. Das heißt natürlich nicht, dass Sie generell aufhören sollten, Medikamente zu nehmen, zumal wenn es nötig oder nützlich ist, aber Sie sollten sich darüber im Klaren sein, welchen Einfluss sie auf eins Ihrer wichtigsten Organe haben können.

Rotes Fleisch, Milchprodukte und Eier

Auch rotes Fleisch kann Ihrer Leber, neben allem schon Genannten, zu schaffen machen. Rotes Fleisch ist für den Körper schwer zerlegbar und erfordert von der Leber wegen seines ungewöhnlich hohen

Gehalts an Eiweiß und Fett besondere Anstrengungen. Selbst magere Fleischstücke sind immer noch verhältnismäßig fettreich, und da es sich um gesättigte Fette handelt, bedeutet das für Ihre Leber sehr viel Arbeit.

Viele Menschen glauben, sie bräuchten unbedingt rotes Fleisch, um genug Eiweiß zu sich zu nehmen, obwohl der durchschnittliche westliche Mensch eigentlich mehr als genug Eiweiß zu sich nimmt. Sie müssen natürlich rotes Fleisch nicht vollständig von der Karte streichen, aber es kann ein Anfang zur Leberentgiftung sein, wenn Sie Ihre Proteinquellen eher auf Geflügel, Fisch und pflanzliches Eiweiß verlagern.

Ebenso können Eier und Milchprodukte zu Leberproblemen beitragen, oder bestehende Probleme verschlimmern, da sie einen hohen Eiweißgehalt aufweisen. Alle tierischen Eiweiße weisen ein volles Aminosäurenprofil auf, das für den Körper schwerer verdaulich ist als das teilweise Aminosäurenprofil in pflanzlichen Eiweißquellen wie Hülsenfrüchten und Nüssen. Fahren Sie also Ihre Zufuhr an Käse, Milch und Joghurt zurück. Obwohl Fisch und Geflügel ebenfalls ein volles Aminosäurenprofil aufweisen, gelten sie aufgrund ihres geringeren Fettgehalts und verhältnismäßig niedrigerem Eiweißgehalt als weniger problematisch.

Natrium

Neben der Fett- und Eiweißzufuhr sollten Sie auch auf Ihre Zufuhr an Natrium achten, um Ihre Leber zu schützen. Natrium ist ein Mineralstoff, den ihr Körper braucht, um den Blutdruck zu regulieren und Flüssigkeitsansammlungen im unteren Körperbereich zu verhindern. Natrium wird meist fälschlicherweise für Speisesalz gehalten. Speisesalz aber ist Natriumchlorid. Es enthält zwar Natrium, das tun aber auch andere unverdauliche Substanzen wie Backpulver, diverse Süßstoffe und Konservierungsmittel.

Die empfohlene Tagesdosis an Natrium liegt bei 1500 mg, wobei die tägliche Durchschnittszufuhr im Westen weit darüber liegt. Ein einziger Teelöffel Speisesalz enthält bereits 2300 mg, und die meisten Fertigspeisen enthalten große Mengen Salz als Geschmacksverstärker und zusätzliches Natrium in Form von Konservierungsmitteln. Zuviel Natrium kann zu Wasseransammlungen im Körper führen, was dazu führt, dass sich Ihr Körper schlaff und aufgedunsen anfühlt. Darüber hinaus können diese Wasseransammlungen aber den Blutdruck erhöhen, was zu einem erhöhten Risiko von Kreislauferkrankungen, Herzkrankheiten und Schlaganfällen führt.

Wenn Sie zuviel Natrium einnehmen, werden Ihre Leber und Nieren über Gebühr belastet, um es wieder aus dem Organismus zu filtern. Vermeiden Sie also natriumreiche Nahrungsmittel mit Fertigspeisen, -suppen und rote Fleischsorten. Lernen Sie beim Kochen, Alternativen zum Speisesalz zu finden, um den Geschmack zu verbessern. Versuchen Sie es lieber mit Gewürzen, Knoblauch und Pfeffer.

Zuckerhaltige Nahrungsmittel

Zudem sollten Sie auch darauf achten, wieviel zuckerhaltige Nahrungsmittel Sie zu sich nehmen. Zuckerhaltige Fertigprodukte wie Kekse, Kuchen o.ä. enthalten zudem Konservierungsmittel, die

Ihre Natriumzufuhr erhöhen. Eine hohe Zuckerzufuhr kann für die Leber aber auch in vielerlei Hinsicht problematisch sein. Die meisten Süßigkeiten, Backwaren oder andere menschlich erstellte Süßwaren enthalten viel Fruchtzucker. Während nun nahezu jede Zelle des menschlichen Körpers Glukose ohne Probleme verarbeiten kann, kann sein Vetter Fruktose nur von der Leber zerlegt werden.

Anfangs wird die Leber versuchen, die Fruktose in Glykogen umzuwandeln, die um die Leber herum, aber auch in den Muskeln gespeichert wird. Obwohl Glykogen eine gespeicherte Energieform darstellt, ist sie eigentlich dazu gedacht, schnell und für den unmittelbaren Energiebedarf verbraucht zu werden, z.B. bei Sport und körperlicher Arbeit. Ihr Körper kann allerdings nur eine begrenze Menge an Glykogen speichern, und bei körperlich inaktiven Menschen, deren Glykogenspeicher unangetastet bleiben, wird die Fruktose dann in Fett umgewandelt.

Da Fruktose nur von der Leber verarbeitet werden kann, endet ein Großteil dieses Fetts als Einlagerung in der Leber, auch wenn einiges davon an anderen Körperstellen gespeichert wird. Idealerweise sollte die Leber überhaupt keine Fetteinlagerungen enthalten. Eine kleine Menge an Fett ist normalerweise recht harmlos, in großer Menge aber können diese Einlagerungen zu Zirrhose und einem erhöhten Diabetes-, Herzinfarkt- und Schlaganfallrisiko führen.

Alkohol

Obwohl wir es schon vorher erwähnt haben und es auch eigentlich Teil der Allgemeinbildung ist, sollten wir darauf eingehen, wie Alkohol die

Leber beeinflusst. Die Leber ist dafür zuständig, Alkohol aus unserem Körper zu entfernen. Dieser Vorgang wiederum tötet tatsächlich einige Leberzellen ab, was auf einen Giftstoff namens Acetaldehyd zurückgeht, der bei der Verarbeitung von Alkohol entsteht. Bei kleineren Alkoholmengen ist das kein Problem, da der Zellverlust nur gering ist und sich die Leber wieder erholen kann. Wenn die Leber sich allerdings von sehr schweren Schäden erholen muss, kann sie vernarben und sich entzünden.

Wiederholte Vernarbung und Entzündung kann die Fähigkeit der Leberzellen, zu funktionieren und Alkohol abzubauen, dauerhaft einschränken.

Alkohol ist zudem auch harntreibend. Er sorgt also in Ihrem Körper für Wasserverlust. Das ist natürlich nicht a priori schlecht, aber Ihre Leber benötigt ausreichend Wasser, um richtig zu funktionieren. Dehydrierung durch Alkoholzufuhr laugt die Leber aus und schwächt sie in ihrer Fähigkeit, Alkohol und auch andere Giftstoffe herauszufiltern.

Alkohol kann auch dem Verdauungstrakt schaden. Diese Schäden können zur Folge haben, das Darmbakterien in andere Körperbereiche vordringen, darunter auch die Leber. Diese können dann weitere Schäden und Vernarbungen der Leber verursachen.

Zigaretten und Rauchen

Es gibt viele gute Gründe, das Rauchen aufzugeben, und die Gesundheit Ihrer Leber ist noch ein weiterer, der hinzukommt. Rauchen verringert die Sauerstoffzufuhr in ihre Lunge, und langfristiges Rauchen kann die Lungenfunktion dauerhauft beeinträchtigen. Da Sauerstoff bei der Oxidierung, einem chemischen Prozess, der bei der Entgiftung stattfindet, benötigt wird, ist ein Sauerstoffmangel auch schlecht für Ihre Leber.

Außerdem enthält eine durchschnittliche Zigarette noch lauter andere fürchterliche Giftstoffe, über 600 Zutaten in einer einzelnen Zigarette, die wiederum bei Verbrennung 7000 Chemikalien erzeugen (nach Angaben der American Lung Association). Einige Giftstoffe, die in Zigaretten und Zigarettenrauch enthalten sind, sind Arsen, Kohlenmonoxid, Blei, Teer, Aceton (das auch in Nagellackentferner enthalten ist) sowie Butan (das sich in Feuerzeugflüssigkeit findet). Es überrascht daher nicht, dass Rauchen mehr als vierzehn Krebsarten erzeugen kann, darunter Leber-, Magen-, Nieren- und Darmkrebs. Noch weniger verwundert es, dass die Leber schwer davon betroffen ist, da sie schließlich mit all diesen Giften, die in Ihr Blut gelangen, fertigwerden muss.

Gluten

Gluten selbst ist nicht direkt gefährlich für die Leber, allerdings kann Gluten Probleme verursachen, wenn eine Glutenempfindlichkeit oder eine Zöliakie vorliegt. Gluten ist ein Eiweißtyp, der normalerweise vor allem in Brot, Nudeln und Backwaren vorkommt und der für die typische Struktur und Elastizität von Teig verantwortlich ist. Leider haben manche Menschen das Pech, empfindlich auf Gluten zu reagieren, was allgemein als Glutenempfindlichkeit bezeichnet wird. Zöliakie bezeichnet ein spezifisches Krankheitsbild, bei dem

Menschen eine allergische Reaktion auf Gluten zeigen. Sie gilt als Störung des Immunsystems.

Sowohl Glutenempfindlichkeit als auch Zöliakie können Reizungen im Verdauungstrakt auslösen, was zu Blähungen, Krämpfen, Durchfall, Schwellungen, Verstopfung und dem Reizdarmsyndrom führen kann. Zudem können sowohl Glutenempfindlichkeit wie auch Zöliakie zu Kopfschmerzen, Migräne, allgemeinen Schmerzen, Stimmungsschwankungen, Unausgeglichenheit sowie allgemeinem Müdigkeits- oder Schwindelgefühl führen, wobei die Symptome bei letzterer Krankheit bedrohlicher und ausgeprägter auftreten.

Viele Menschen leben mit Zöliakie und Glutenempfindlichkeit, ohne es überhaupt zu merken. Ihre Symptome sind nicht sehr selten und werden deshalb fälschlicherweise auf Schlafmangel, Depressionen oder allgemein schlechte Ernährung zurückgeführt.

Bei Menschen mit Glutenempfindlichkeit und Zöliakie entzündet sich der Verdauungstrakt, wenn er mit Gluten konfrontiert wird und kann es so nicht mehr verdauen. Mit der Zeit führen die Entzündung und Glutenüberschuss zum sogenannten Leaky-Guty-Syndrom (engl. für ‚undichter Darm'), bei dem Flüssigkeiten, Krankheitserreger und Giftstoffe aus dem Darm in andere Körperbereiche eindringen, was die Leber bei der Entgiftung belastet. In Extremfällen kann dies zu einer nicht-alkoholbedingten Fettleber führen, die wiederum schlimmere Lebererkrankungen nach sich ziehen kann.

Wenn Sie den Verdacht haben, eine Glutenempfindlichkeit oder gar Zöliakie zu haben, vermeiden Sie Gluten. Reich an Gluten sind normalerweise vor allem Brot, Mehl, Kuchen, Nudeln, Pizza, Frühstücksflocken, Kräcker, Bier, Kekse, Soßen und Dressings. Diese große Bandbreite an Nahrungsmitteln, die Gluten enthalten, erschwert eine Vermeidung noch weiter, auch wenn es immer mehr glutenfreie Nahrungsmittel auf dem Markt gibt. Wenn Sie außerdem Gründe zu der Annahme haben, dass eine Glutenempfindlichkeit oder Zöliakie bei Ihnen vorliegt, ziehen Sie für eine genauere Diagnose einen Arzt zu Rate.

Koffein und Kaffee

Beim Kafee und der Frage, ob er gut für die Gesundheit ist, scheiden sich die Geister. Einige betonen, dass er den Schlaf verschlechtere und zu erhöhtem Blutdruck, Stress und anderweitigen kleinen Problemen führe. Andere Ernährungswissenschaftler wiederum sehen in einer gelegentlichen Tasse Kaffee einen Segen, der dem Körper Antioxidianzien verleihe, beim Abnehmen helfe und den Stoffwechsel antreibe.

Was Ihre Leber und den Entgiftungsvorgang betrifft, fällt das Urteil gemischt aus. Die Leber behandelt Koffein als Fremdsubstanz und damit auf dieselbe Weise, die normalerweise Medikamenten zuteil wird. Das hat einige Leute in der Entgiftungsgemeinde abgeschreckt, sodass viele nun Koffein an sich als leberschädigendes Gift betrachten.

Einige Studien berichten allerdings wieder, dass Koffein Lebererkrankungen tatsächlich lindere und das Menschen, die regelmäßig Kaffee trinken, weniger zu Diabetes neigen. Dabei gilt zu beachten, dass man diese Studien in ihrem Zusammenhang betrachten muss und sie möglicherweise nicht den Einfluss des Koffeins und Kaffeetrinkens wiedergeben, sondern andere Einflüsse. Möglicherweise neigen Kaffeetrinker zum Beispiel zu einer allgemein gesünderen Ernährung als ihre Mitmenschen.

Konservierungsmittel

Die meisten modernen Nahrungsmittel, erst recht Fertigprodukte, enthalten automatisch Konservierungsmittel. Diese verlängern die Haltbarkeit diverser Lebensmittel, hindern Mikroorganismen am Wachsen und verhindern generell, dass die Nahrung unansehnlich wird oder verfault. Die meisten Konservierungsmittel sind allerdings Chemikalien, die man so in der Natur nicht vorfindet, und es im Sinne der Entgiftung nicht sehr ratsam, sich allzu viele künstliche Chemikalien einzuverleiben, die dem Körper möglicherweise schaden könnten.

Es gibt eine ganze Reihe von Konservierungsmitteln, und wenn Sie sie vermeiden wollen, müssen Sie die gebräuchlichsten davon kennen und erkennen können. Benzoate sind eine Sorte von Konservierungsmitteln, die man in Milchprodukten, Fleisch und Käse findet. Man findet sie auch häufig in Getränken, Eingemachtem und abgepackten Salaten.

Sulfite sind Stoffe, die man vor allem in getrocknetem Obst, Fruchsäften und Wein findet, während Sorbate vor allem bei Backwaren und Käse zu finden sind. Zuletzt genannt seien noch Nitrate, die vor allem abgepacktem Fleisch hinzugefügt werden, um ihm ein trügerisch rosanes und frisches Erscheinungsbild zu verleihen.

Sie sehen also, dass Konservierungsmittel in nahezu allen möglichen Nahrungsmitteln enthalten sind. Der beste Weg, sie zu vermeiden, besteht einfach darin, Fertigprodukte und abgepackte Nahrung zu vermeiden und möglichst nur Frisches zu kaufen, am besten vom Wochenmarkt. Wenn Sie Dosen oder Konserven brauchen, lernen Sie, wie man Essen selbst einweckt, was nicht nur wesentlich besser schmeckt, sondern auch noch ein Hobby ist, das viel Spaß macht. Sie sollten auch eher auf Tiefkühlprodukte umsteigen, die normalerweise weniger bis gar keine Konservierungsmittel enthalten.

Künstliche Süßstoffe

Künstliche Süßstoffe sind in nahezu allen Fertigprodukten omnipräsent, vor allem bei solchen, die sich als kalorien- und fettarm anpreisen. Es scheint auf den ersten Blick eine gute Idee zu sein, Kalorien aus Fett und Zucker durch künstliche Süßstoffe zu ersetzen, aber es häufen sich langsam Studien, die enthüllen, dass Süßstoffe nicht ganz so harmlos und unschuldig sind, wie sie scheinen.

Zunächst einmal legen einige Studien nahe, dass künstliche Süßstoffe immer noch den Insulinspiegel im Körper heben, selbst wenn in den künstlich gesüßten Lebensmitteln überhaupt kein Zucker vorhanden ist. Dieses zusätzliche Insulin wiederum verursache Gewichtszunahme, Insulinresistenz und begünstige sogar Diabetes.

Künstliche Süßstoffe stehen Studien zufolge auch im Verdacht, künstlich Hunger auszulösen, da sie dem Körper einen Schlüsselreiz zur Verdauung gäben, ohne dass dieser Kalorien erhalte. Dies greife in die natürlichen Hungersignale des Körpers ein und mache auch dann hungrig, wenn man es eigentlich nicht sei.

Es besteht auch der Verdacht, dass die langfristige Einnahme von künstlichen Süßstoffen zu einer Reihe von gesundheitlichen Problemen wie Kopfschmerzen, Benommenheit, Schwindel, Unterleibsschmerzen, Sehschwächen, Herzrasen, Abhängigkeit, allergischen Reaktionen und vielem mehr beitrage.

Während es keine Verdachtsmomente dafür gibt, dass künstliche Süßstoffe zu Giftstoffansammlungen in der Leber führen, ist es doch klar, dass sich der Körper mit der Zeit an sie gewöhnt. Versuchen Sie, eine Zeit lang künstliche Süßstoffe während Ihrer Entgiftung zu meiden und achten Sie darauf, ob Ihr Körper Sie dafür belohnt und sich besser fühlt.

Ungefiltertes Wasser

Leitungswasser enthält einen ganzen Cocktail an Chemikalien, die dazu gedacht sind, das Wasser frisch, keimfrei und trinkbar zu halten. Durch Genuss von ungefiltertem Leitungswasser setzen Sie sich allerdings möglicherweise einer ganzen Reihe von anderen schädlichen Chemikalien aus, wie Pestiziden, Unkrautvernichtern und Chemikalien aus Industrieabfällen, die die Umwelt verschmutzen und durch Regen oder ein brüchiges Wasserrohr auf dem Weg zu Ihnen nach Hause ins Wasser gelangen.

Diese Substanzen können für sich genommen schon Schäden anrichten, erschweren es aber zusätzlich auch noch der Leber, sich zu entgiften, indem Sie dem Organ noch zusätzlich zur Last fallen und es mit schädlichen Schwermetallen und Umweltgiften anreichern.

Selbst wenn die Wahrscheinlichkeit solcher Wasserverschmutzung nicht sehr hoch ist, sollten Sie doch keine Risiken eingehen. Wasserfilter sind nicht teuer und verbrauchen keine Ressourcen oder Energie. Sie füllen einfach das Wasser ein, lassen es ein paar Stunden lang durchsickern, fertig. Manche Menschen geben auch an, dass gefiltertes Wasser besser schmecke, weil so einige vom Wasseranbieter beigefügte Chemikalien herausfiltert würden, die zwar das Wasser sauberhalten, aber doch einige merkwürdige Nebenwirkungen haben können. Manches Leitungswasser schmeckt zum Beispiel nach faulen Eiern, weil dem Wasser schwefelhaltige Stoffe beigefügt wurden.

Die Schäden wieder rückgängig machen

Obwohl die Leber geschädigt oder in vielerlei Weise zu Fehlfunktionen gebracht werden kann, kann sie sich in den meisten Fällen zum Glück wieder selbst regenerieren. Tatsächlich hat die Leber eine bemerkenswerte Selbstheilungsfähigkeit.Studien haben gezeigt, dass sich die Leber selbst aus einem Viertel ihrer Ursprungsgröße heraus noch komplett regenerieren kann. Die Leber wird aber wohl kaum genesen, sofern nicht Schritte unternommen werden, um die Giftstoffzufuhr zu verringern und sich auch einen Lebensstil anzugewöhnen, der der Leber bei der Entgiftung hilft.

Kapitel 3 – Substanzen, die die Leber entgiften

Allium

Allium ist der wissenschaftliche Name für Lauchgewächse. Darunter fallen Knoblauch, Zwiebeln, Frühlingszwiebeln, Lauch und Schnittlauch. Alliumextraxte schützen und verbessern erwiesenermaßen die Leberfunktion und werden oft bei der Behandlung von Diabetes und anderen Stoffwechselkrankheiten verwendet. Sie sind reich an Antioxidianzien, die freien Radikalen entgegenwirken, die beim Entgiftungsvorgang von einigen Enzymen und Giftstoffen entstehen können.

Freie Radikale sind geladene Ionen, die in Ihrem ganzen Körper Zellen Schaden zufügen können. Deshalb führen Antioxidianzien nicht nur zu einem längeren Leben, sondern auch zu einer Senkung des Krebsrisikos. Lauchgewächse sind also nicht nur gut für Ihre Leber, sondern auch für Ihre allgemeine Gesundheit.

Pektin

Pektin ist ein Mehrfachzucker, der in vielen Pflanzen vorkommt, vor allem in Beeren, Birnen, Guaven, Pflaumen, Zitrusfrüchten und Äpfeln. Pektin bindet verschiedenste giftige Schwermetalle während des Verdauungsvorgangs an sich, sodass es helfen kann, dass sie ihn verlassen, ohne in die Blutbahn oder gar die Leber zu gelangen.

Pektin ist auch ein Geliermittel und kommt deshalb oft in Konfitüren, Marmeladen und Verdickungsmittel in anderen Lebensmitteln vor.

Glutathion

Glutathion ist ein Antioxidianzientyp, der in vielen Pflanzen vorkommt. Als Antioxidans hilft Glutathion dem Körper, mit freien Radikalen fertigzuwerden, aber Glutathion ist auch eine wichtige Substanz, die dem Körper dabei hilft, Schwermetalle aus der Leber zu entfernen. Glutathion findet sich in vielen Gewürzen, darunter Zimt, Kardamom und Kurkuma.

Der Körper kann allerdings auch selbst Glutathion prdoduzieren. Bei der Produktion hilft im eine Substanz namens Alpha-Liponsäure, die in verschiedenen Gemüsesorten wie Spinat, Brokkoli, Erbsen, Tomaten, Rosenkohl oder Reiskleie vorkommt. Glutathion ist auch als Nahrungsergänzungsmittel erhältlich, allerdings gehen Ernährungswissenschaftler davon aus, dass es eine geringe Bioverfügbarkeit aufweist und so in künstlicher Form nur schwer vom Körper aufgenommen werden kann.

Betain

Betain ist ein Nährstoff, der der Leber hilft, mit Umweltbelastungen fertig zu werden, wenn Ihnen zum Beispiel zu heiß ist, Sie an Wassermangel leiden oder zuviel Natrium im Blut haben. Ein Betainmangel kann dazu führen, dass Eiweiße und Fette nicht richtig in der Leber produziert werden. Betain findet sich in einer ganzen Reihe von pflanzlichen und tierischen Lebensmitteln, besonders aber in Fisch, Meeresfrüchten, Weizenkeimen, Kleie und Spinat. Betain ist auch in künstlicher Form erhältlich und wird of von Bodybuildern verwendet, um sicherzustellen, dass sie genug Energie und Eiweiß zum Muskelaufbau zur Verfügung haben.

Beta-Carotin

Bei Beta-Carotin handelt es sich um ein Antioxidans, das in vielen Gemüsesorten vorkommt. Es ist derselbe rotorangene Farbstoff, der für die Farbe von Gemüsesorten wie Karotten und Roter Beete sorgt. Im Körper wird Beta-Carotin in Vitamin A umgewandelt, das wiederum wichtig fürs Immunsystem ist. Überschüssiges Vitamin A wird in der Leber gespeichert. Gute Beta-Carotin-Quellen sind zum Beispiel Rote Beete, Karotten, Zwiebeln, Erbsen, Spinat, Speisekürbis, Blattsalat, Tomaten, Süßkartoffeln, Brokkoli und Cantaloupe-Melonen.

Selbst wenn Ihr Vitamin-A-Spiegel niedrig sein sollte, wird es von Ernährungswissenschaftlern nicht empfohlen, übermäßig viel Vitamin A zu sich zu nehmen, da es in hohen Dosen für den Körper giftig sein kann. Beta-Carotin wiederum wird vom Körper nur dann in Vitamin A umgewandelt, wenn er es braucht, während es selbst für den Körper ungiftig ist. Daher gilt Beta-Carotin allgemein als sicheres Nahrungsergänzungsmittel.

Vitamin C

Vitamin C, auch als Ascorbinsäure bekannt, ist ein weiteres wirkungsvolles Antioxidans. Es kommt in vielen Obst- und Gemüsesorten vor, vor allem in Zitrusfrüchten wie Grapefruits,

Limetten und Zitronen. In seiner Eigenschaft als Antioxidans hilft Ihnen Vitamin C, vor freien Radikalen zu schützen und sie aus dem Körper zu entfernen, was besonders wichtig für die Lebergesundheit ist, da freie Radikale beim Entgiftungsvorgang entstehen.

Chlorophyll

Chlorophyll ist das Pigment in Grünpflanzen, das es diesen ermöglicht, Sonnenlicht durch Photosynthese in Energie zu verwandeln. Chlorophyll hilft erwiesenermaßen bei der Entfernung von Schwermetallen aus dem Körper, was wiederum krebsvorbeugende Wirkung hat. Es hilft außerdem, freie Radikale zu bekämpfen und hat weitere Vorzüge wie eine entzündungshemmende Wirkung sowie die Entsäuerung Ihres Bluts und Ihrer Ausscheidungen.

Die meisten grünen Gemüsesorten enthalten kleine Mengen an Chlorophyll, besonders konzentriert finden sich aber vor allem in dunkelgrünen Gemüsen wie Spinat, Grünkohl, Mangold, Matcha-Grüntee, Algen und frischen Kräutern. Chlorophyll ist auch als Nahrungsergänzungsmittel erhältlich.

Cholin

Cholin ist ein Fettbestandteil und hat im Körper viele wichtige Aufgaben wie z.B. beim Gehirnaufbau, Nervenfunktionen und einem gesunden Stoffwechsel. Am wichtigsten ist, dass Cholin eine entscheidende Rolle bei der Leberentgiftung spielt, indem es Fetten ermöglicht, die Leber zu durchqueren, ohne aufgefangen zu werden. Fettansammlungen in der Leber können zu einer ganzen Reihe von

Nieren- und Leberkrankheiten führen, darunter Gelbsucht und Leberverfettung.

Die meisten Menschen nehmen durch ihre Ernährung zu wenig Cholin zu sich, vor allem Menschen, die sich vegan oder vegetarisch ernähren. Ein typisches Symptom von Cholinmangel ist ein schlechtes Gedächtnis, was durch eingeschränkte Nervenfunktionen bedingt ist. Zum Glück kann Cholin sowohl als Nahrungsergänzungsmittel eingenommen werden und findet sich in sehr vielen Nahrungsmitteln wie Eigelb, Leber, Weizenkeimen, Spinat, Nüssen, Samen, Hülsenfrüchten und grünem Blattgemüse.

Kapitel 4 – Tipps und Tricks zur Leberentgiftung

Säfte herstellen

Um sicherzustellen, dass Sie ausreichend Vitamine und Mineralstoffe bekommen, kann es eine gute Idee sein, Smoothies oder Gemüsesäfte herzustellen. Diese Getränke sind vielleicht nicht immer der exquisiteste kulinarische Genuss, aber es ist eben immer noch einfacher, eine Gemüsemischung zu trinken als sie zu essen. Mischen sie einfach vier bis fünf frische Gemüsesorten in einem Saft zusammen und trinken Sie ihn am Morgen und vor dem Schlafengehen.

Säfte haben den Vorteil, dass Nahrung durch sie leichter verdaulich ist, was Ihnen sehr zustatten kommt, wenn Sie bereits Leberschäden aufweisen. Ideale Kandidaten für Säfte sind zum Beispiel Kohl, Blumenkohl oder Rosenkohl. Zugegeben, diese Gemüsekombination ist nicht besonders schmackhaft, aber Sie können Ihre Geschmacksknospen etwas schonen, indem Sie frische Rote Beete, Karotten, Suppengrün oder Gurken beifügen, wovon auch Ihre Leber etwas hat und was ein schmackhafteres Getränk mit sich bringt.

Genug Wasser trinken

Wie schon zuvor erwähnt braucht die Leber eine große Mege Wasser, um richtig zu funktionieren. Die meisten Menschen im Westen trinken nicht genug Wasser, sind dehydriert und behindern so die Leber bei ihrer Arbeit. Es wird empfohlen, mindestens zwei Liter Wasser pro Tag zu trinken, was acht Gläsern Wasser pro Tag entspricht.

Obwohl es durchaus möglich ist, Wasser auch aus anderen Getränken und Nahrungsmitteln zu beziehen, kann die Entgiftungslast, die einige Nahrungsmittel und Getränke der Leber aufbürden, die Wirkung des zusätzlichen Wassers wieder zunichte machen. Trinken Sie Wasser möglichst in reiner Form, oder in Form von nicht-entwässernden Getränken wie Grün- oder Schwarztee.

Und wenn Sie das nächste Mal Hunger haben, versuchen Sie es erst mit Wasser, bevor Sie zu einem Snack greifen. Ein häufiger Ernährungsfehler besteht im Verwechseln von Hunger und Durst, wodurch man dann zu einem Schokoriegel oder einem belegten Brot greift anstatt zu einem Glas Wasser. Wenn Sie immer zusammen mit jedem Imbiss oder jeder Mahlzeit ein Glas Wasser trinken, kann es Ihnen das unheimlich erleichtern, auf die empfohlenen acht Gläser Wasser pro Tag zu kommen. Sie können es auch lernen, Durstgefühle leichter zu erkennen, indem Sie auf die typischen Anzeichen von Dehydration achten: Müdigkeit, Kopfschmerzen, Übelkeit, Schwindelgefühle. Wenn es zudem noch heiß ist oder Sie sich körperlich angestrengt haben, achten Sie darauf, noch mehr zu trinken, um Ihre Leber bei Laune zu halten.

Sport

Sport ist beim Entgiftungsvorgang aus vielerlei Hinsicht entscheidend. Sport bringt Sie ins Schwitzen, Schweiß enthält Salz, und das wiederum bedeutet, dass Sie überschüssiges Natrium ausscheiden können, indem Sie Ihren Puls in die Höhe treiben. Sport verbessert auch die Effizienz Ihres Verdauungssystems, darunter auch die Leber, erhöht Ihre Stoffwechselgeschwindigkèit und ermöglicht es Ihnen so, Abfallprodukte schneller abzubauen. Sport kann auch die Menge an Sauerstoff, die Ihre Lunge aus der Luft zieht, erhöhen. Sauerstoff wird bei der Verarbeitung von Giftstoffen im Körper benötigt und erhöht auch die Geschwindigkeit Ihres Stoffwechsels.

Viel Ballaststoffe

Die Leber kümmert sich um die meisten Giftstoffe im Körper, aber die meisten Giftstoffe kommen durch andere Bereiche des Verdauungssystems in den Körper, nämlich durch den Darm. Wenn Sie viele Ballaststoffe essen, können Sie das Problem an der Wurzel packen, indem Sie nämlich dafür sorgen, dass die Giftstoffe durch Ballaststoffe gebunden werden und den Verdauungstrakt verlassen, ohne überhaupt ins Blut zu kommen. Zu ballaststoffreichen Nahrungsmitteln zählen vor allem pflanzliche wie Körner, Nüssen, Samen und diverse Obstsorten.

Echten Hunger erkenen

Wenn Menschen schlechte Ernährungsgewohnheiten annehmen und nährstoffarme Nahrung zu sich nehmen, verlieren sie oft die Fähigkeit, echten Hunger zu erkennen. Schnell steigende und fallende Insulinspiegel können die Hungersignale durcheinanderbringen, genau so wie sehr energiereiche Nahrung, die aber nur wenig Platz im Magen einnimmt.

Werden Sie sich erst bewusst, wie hungrig Sie wirklich sind, bevor Sie die Wahl treffen, etwas zu essen, und lernen Sie auch, zu unterscheiden, ob Ihr Körper Ihnen nur vormacht, er sei hungrig oder ob er es wirklich ist. Wirklicher Hunger kommt nämlich langsam auf und schwillt stetig an, im Gegensatz zu den schnellen und starken Hungerattacken die aus zuvor erwähnten Gründen zustandekommen.

Wirklicher Hunger wird durch Essen gestillt, aber es gibt immer eine Frist zwischen dem Essen und der Sättigung. Essen, wenn Sie wirklich hungrig sind, sollte aber auch ein belohnendes, befriedigendes Gefühl sein. Wenn Sie immer einen Drang verspüren, mehr essen zu müssen,so ist es entweder Ihr Zuckerspiegel oder eine Abhängigkeit von einem Nahrungsmittel, die Sie dazu treiben, mehr zu essen, als Sie brauchen.

Wenn Sie entsprechend langsam essen, sollten Sie den Hunger langsam zurückgehen fühlen, wobei das Essen immer weniger schmackhaft wird, bis Sie nichts mehr davon wollen. Wenn Sie ständig Hunger haben oder den Drang verspüren, zu essen, ist das kein wirklicher Hunger.

Ein gesundes Gefühl für den Hunger zu entwickeln ist von größter Bedeutung, um schlechte Ernährungsgewohnheiten zu durchbrechen und wird Ihnen auch helfen, eine Entgiftungsdiät durchzuziehen.

Mit Emotionen umgehen

Ein weiterer häufiger Grund, weshalb viele Menschen essen ist die Befriedigung emotionaler Bedürfnisse. Depression, Trauer und Langeweile sind die Hauptschuldigen bei diesem emotional bedingten

Essen oder *emotional eating*, wie es in der englischsprachigen Welt oft genannt wird. Menschen sind allerdings sehr komplex und vielschichtig, sodass es viele innere Kräfte geben kann, die uns zum Essen treiben. Fest steht jedenfalls, dass Essen aus anderen Gründen als Hunger dazu führt, dass Sie mehr essen, als Sie brauchen, wodurch Ihr Körper auch mit zahlreichen Giftstoffen und anderen Scheußlichkeiten überschwemmt wird.

Lernen Sie, Ihren eigenen emotionalen Essdrang zu erkennen. Das können Sie erreichen, indem vor dem Essen darüber nachdenken, ob Sie wirklich Hunger haben, aber auch dadurch, dass Sie genau darauf achten, wie Sie sich fühlen, wenn Sie essen. Wenn Sie einen Augenblick innehalten, erkennen Sie oft, dass der Drang, zu Essen, kein Hunger ist, sondern eine Art Selbstbehandlung für ein Problem, das in Ihrem Verstand liegt.

Sobald Sie gemerkt haben, dass das ein Problem darstellt, haben Sie es auch schon zur Hälft gelöst. Lernen Sie Ihre Emotionen direkt anzugehen, vertreiben Sie Ihre schlechte Laune, indem Sie etwas tun. Tun Sie etwas, was Ihnen Spaß macht und Ihnen ein belohnendes Gefühl verleiht. Machen Sie Sport, gehen Sie spazieren oder meditieren Sie.

Kapitel 5 – Besonders entgiftende Nahrungsmittel

Olivenöl

Im Internet geistern dutzende verschiedene Entgiftungsdiäten herum, aber die meisten davon empfehlen Ihnen, jeden Tag etwas Olivenöl zu sich zu nehmen. Olivenöl ist reich an Antioxidianzien, aber auch an mehrfach ungesättigten Fettsäuren, die Ihnen dabei helfen können, mit Cholesterin und gesättigten Fettsäuren fertigzuwerden, die sich um die Leber herum ansammeln. Eine fettreiche Ernährung kann auch dabei helfen, Giftsstoffe während des Verdauungsvorgangs zu binden, wodurch sie erst gar nicht aufgenommen werden. Olivenöl soll zudem die Leberwände stärken und sie so unempfindlicher gegenüber möglichen Schäden machen.

Wenn Sie Olivenöl in Ihre Ernährung mit einbringen wollen, sollten Sie dabei einige Tipps und Tricks beachten. Zunächst einmal ist ein Großteil des auf dem Markt erhältlichen Olivenöls gefälscht. Ob Sie es glauben oder nicht, aber der Verkauf von Olivenöl ist ein sehr einträgliches Geschäft, was wiederum einige Konzerne und Firmen dazu gebracht hat, qualitativ minderwertige Alternativen zu Olivenöl herzustellen und zu vermarkten, um ihre Gewinnspanne noch weiter zu erhöhen.

Indem Sie zu etwas teureren Marken greifen, können Sie sichergehen, nicht über den Tisch gezogen zu werden. Alternativ dazu suchen Sie nach Informationen, wie das Olivenöl verpackt oder behandelt worden ist, darunter auch Details wie das Erntedatum der Oliven. Fehlen diese Informationen, ist das ein Anzeichen dafür, dass das Öl gefälscht ist, iauf jeden Fall aber von schlechter Qualität.

Achten Sie auch darauf, wie Sie mit Olivenöl kochen. Ist Olivenöl großer Hitze ausgesetzt, durchläuft es chemische Veränderungen, durch die es die meisten seiner positiven Eigenschaften wieder verliert. Konsumieren Sie das Öl also entweder roh, als Dressing oder Teil einer Soße, oder benutzen Sie es nur zum Braten bei geringer Hitze.

Rote Beete

Rote Beete ist der Kärcher unter den Entgiftern. Sie enthält Betain, Glutathion, Beta-Carotin und viele andere Antioxidianzien, was sie zu dem wohl besten Nahrungsmittel zur Entgiftung Ihrer Leber macht. Genießen Sie sie bevorzugt roh und frisch anstatt gekocht und eingelegt, weil so die natürlichen Inhaltsstoffe unangetastet bleiben.

Mariendistel

Mariendistel ist die Ernährungsergänzung der Wahl für alle, die ihre Leber von Giftsstoffen befreien wollen. Sie ist ein traditionelles und natürliches Medikament, das bei verschiedenen Leiden seit Jahrhunderten angewandt wird und das besonders wirksam bei Leberproblemen wie Zirrhose, Hepatitis oder Gelbsucht ist. Zudem gilt sie als cholesterinsenkend, stärkt das Herz und lindert die Symptome von Typ-2-Diabetes.

Mariendistelextrakt ist reich an Antioxidianzien, sein Hauptwirkstoff allerdings ist Silymarin. Forschungen über Silymarin liegen bislang kaum vor, legen aber nahe nahe, dass es bei Leberkrankheiten und Prostatakrebs merklich lindernde Wirkung hat. Silymarin entgiftet direkt die Leber und hilft auch bei der Entfernung von Schwermetallen.

Ingwer

Ingwer ist ein Wurzelgewürz, das schon seit vielen Jahren in der traditionellen Medizin verwendet wird. Obwohl nicht alle angenommenen Wirkungen von der modernen Wissenschaft bestätigt werden können, enthält er doch einen konzentrierte Mischung gesunder Wirkstoffe, die Ihrer Leber beim Entgiften helfen. Vor allem soll Ingwer den Verdauungstrakt anregen und Giftstoffe daran hindern, in die Blutbahn zu gelangen.

Brokkoli

Brokkoli gilt allgemein geradezu als Geheimwaffe unter den Nahrungsmitteln, selbst wenn es für dieses Urteil eigentlich keine Kriterien gibt. Fest steht jedenfalls, dass Brokkoli einer der Topkandidaten bei der Senkung des Cholesterinspiegel und sehr reich an Ballaststoffen ist. Er enthält zudem ein Nährstofftrio, bestehend aus Glucoraphanin, Gluconasturtiin und Glucobrassicin, die jeden Schritt des Entgiftungsvorgangs unterstützen, von der Aktivierung der Enzyme zum Zerlegen der Giftstoffe, der Neutralisierung ihrer Abfallprodukte bis zur Eliminierung der Abfälle aus dem Organismus. Einige Bestandteile von Brokkoli sollen sogar, durch die Kraft der

Epigenetik, den Entgiftungsvorgang dadurch verändern, dass Sie die Art und Weise ändern, wie Gene aktiviert werden.

Zudem ist Brokkoli auch reich an Beta-Carotin und enthält eine ganze Reihe anderer Vitamine und Mineralstoffe, vor allem Vitamin D und Vitamin K.

Zitronen und Limetten

Zitronen und Limetten sind ein zentraler Bestandteil jeder Entgiftungsdiät und wahre Nährstoffbomben. Beide Obstsorten sind reich an Antioxidianzien, was bestimmten Bestandteilen, den sog. Flavonoiden geschuldet ist, von denen viele nur in diesen beiden Obstsorten vorkommen. Zitronen und Limetten haben zudem eine starke antibakterielle Wirkung und werden schon seit Jahrhunderten zum Putzen und zur Krankheitsbekämpfung verwendet. Beide sind reich an Vitamin C, einem weiteren Antioxidans und Antriebsmittel unseres Immunsystems.

Zitronen und Limetten enthalten auch einen Stoff namens Limonin, der als krebsvorbeugend bekannt ist. Limonin weist außerdem eine hohe Bioverfügbarkeit auf, wird also vom Körper leicht aufgenommen und verarbeitet.

Äpfel

Ein weiterer Kandidat für den Titel als Entgiftungsheld ist der Apfel. Er ist eine sehr gängiges Obst, reich an Ballaststoffen und Pektin, die beide die Giftsstoffaufnahme durch den Darm verhindern. Äpfel enthalten dutzende Nähr- und Mineralstoffe, darunter Kalzium, Eisen,

Kalium, Vitamin A und auch das allseits geschätzte Vitamin C. Äpfel sollen sogar die Darmflora verändern können und den Verdauungstrakt so in seiner Effizienz stärken. Wenn Sie Äpfel essen, essen Sie aber lieber ganze Äpfel und nicht Apfelsaft- oder -mus, die weniger Nähr- und Ballaststoffe enthalten.

Joghurt

Joghurt gilt als probiotisch, d.h. als Nahrungsmittel oder Medikament, die das zerbrechliche Ökosystem in Ihrem Verdauungstrakt positiv beeinflusst. Joghurt gilt auch als eine gute Wahl beim Abnehmen, da er relativ kalorienarm ist und trotzdem den Hunger stillt und die Sättigung fördert.

Obwohl Joghurt weniger direkt entgiftende Eigenschaften aufweist als die anderen hier genannten Nahrungsmittel, trägt er doch zu einer ausgewogenen Ernährung bei, weil er ausgleicht, was den meisten anderen entgiftenden Nahrungsmitteln fehlt. Joghurt ist kalziumhaltig und weist ein gutes Gleichgewicht an Eiweiß und Fett auf. Essen Sie Joghurt mit Obst und Nüssen, um sicherzugehen, dass Ihre Entgiftungsdiät nicht nur Ihre Leber, sondern auch Ihren ganzen Körper gesund hält.

Aloe-Vera-Saft

Aloe-Vera-Saft wird als Hausmittel für nahezu jedes Wehwehchen angepriesen. Manche dieser Behauptungen sind entweder übertrieben oder schlichtweg gelogen, aber es stimmt trotzdem, dass Aloe Vera sehr gut für die Gesundheit ist. Aloe Vera enthält viele Vitamine und

Mineralstoffe, nahezu alle Aminosäuren, die Ihr Körper braucht und hat schmerzlindernde und antibakterielle Eigenschaften. Außerdem schmeckt er gut, erfrischt und enthält wenig Kalorien, jedenfalls solange man eine Sorte mit wenig Zucker wählt.

Aloe-Vera-Saft stärkt zwar nicht direkt die Leberfunktion, ist aber mit seinen gesundheitsfördernden Eigenschaften gut geeignet, Ihre Entgiftungsdiät zu unterstützen und etwas Abwechslung in Ihren Getränkeplan zu trinken, wenn Sie zum Beispiel mal keine Lust mehr auf Grüntee haben sollten.

Matcha-Grüntee

Das weltweite Interesse an Matcha-Grüntee ist im Wachsen begriffen. Fast jeder Mensch, der sich für seine Gesundheit interessiert, weiß, dass Grüntee gesund ist, weil er Antioxidianzien und keine Kalorien enthält. Trotzdem wissen nur wenige um die Wirkungskraft von Matcha-Grüntee. Matcha-Grüntee wird im Schatten gepflanzt, was das Wachstum der Pflanze zwar verlangsamt, dafür aber ihren Nährstoffreichtum vergrößert.

Matcha-Grüntee ist auch nahezu unbehandelt, wird nur von der Pflanze geerntet, getrocknet und dann verschifft, wodurch er frei von Chemikalien und Verschmutzungen ist, die so viele moderne Produkten innewohnt. Matcha-Grüntee enthält zudem mehr Polyphenole als andere Grünteesorten. Bei diesen handelt es sich um ebenjene Antioxidianzien, die in Grüntee enthalten sind.

Matcha-Grüntee stammt aus Japan, und um ihn zu erwerben, muss man entweder reisen, spezialisierte Geschäfte aufsuchen oder ihn übers Internet kaufen. Matcha-Grüntee liegt auch nicht in Teebeuteln vor. Stattdessen werden die Grünteeblätter mit heißem Wasser übergossen und abgefiltert, sodass das der Sud zurückbleibt.

Stellen Sie sicher, dass Matcha-Grüntee zum Getränk Ihrer Wahl wird. Er hat einen vollen, angenehmen, erdigen Geschmack und passt auch gut zu Säften und Smoothies, die Sie evtll. zur Entgiftung anrühren. Tatsächlich ist Grüntee in Japan eine Geschmackssorte, die nahezu allem beigemischt wird, vom Speiseeis bis zu Kit-Kats. Grüntee jeder Art ist auch besonders gut geeignet, um Sie hydriert zu halten, einige Studien legen sogar nahe, dass er der entwässernden Wirkung von Alkohol entgegenwirke. Sonstige positive Wirkungen von Matcha-Grüntee umfassen einen besseren Blutkreislauf, Schutz vor Krebs, Entfernung von Blei aus der Leber und ein schnelleres Heilen von verschiedensten Leberkrankheiten.

Kapitel 6 – Wie Entgiftung funktioniert

Die Leber ist ein unglaublich komplexes Organ, das jeden Tag aufs Neue hunderte verschiedene Stoffe verarbeiten muss, die wir tagtäglich zu uns nehmen. Der Leber ist es im Verlauf der Evolution gelungen, diesen Entgiftungsvorgang in zwei verschiedene Systeme aufzuspalten, die als Phase-1-Entgiftungspfad und als Phase-2-Entgiftungspfad bezeichnet werden.

Beim Phase-1-Entgiftungspfad wandelt der Körper mithilfe von Enzymen giftige Chemikalien in eine harmlosere Alternative um. Das geschieht durch eine ganze Reihe von chemischen Prozessen, die u.a. Oxidierung, Hydrolise und Reduktion umfassen. Bei diesen chemischen Prozessen werden normalerweise freie Radikale freigesetzt, die sich aufgrund ihrer molekularen Beschaffenheit und Elektronenladung an alles binden und reagieren, womit sie in Berührung kommen, wobei sie den Rezipienten schädigen. Antioxidianzien können sich gefahrlos an diese freien Radikale binden und so die Gefahr bannen, die sie für die Körperzellen darstellen. Fehlt es wiederum an Antioxidianzien, so wird die Konzentration an giftigen Chemikalien zu hoch, sodass ihre Wirkung auf den Körper stärker ausfällt.

Man geht davon aus, dass viele Substanzen die Wirkung des Phase-1-Pfades behindern oder verändern können, wobei sie den Entgifungsvorgang potentiell torpedieren und eine Produktion gefährlicher Chemikalien bewirken, indem sie die Wirkungsweise der

Phase-1-Enzyme verändern. Zu diesen Substanzen zählen u.a. Rauch, Schlafmittel, Alkohol, Dioxin.

Im Alter wird der Phase-1-Pfad weniger effizient, da weniger Phase-1-Enzyme hergestellt werden. Darüber hinaus wird der Blutfluss in die Leber beim Altern aufgrund des schwächer werdenden Herzens reduziert, was das Problem noch verschlimmert. Andere Faktoren wie Bewegungsmangel und schlechte Ernährung sind bei älteren Menschen auch nicht selten und tragen weiter zur Ineffizienz des Entgiftungsvorgangs bei.

Der Phase-2-Entgiftungspfad wird von der Leber angewandt, um giftige mit anderen Molekülen zu kombinieren, damit sie ungefährlicher werden. Indem giftige Chemikalien an andere Substanzen wie Schwefel oder Glycin gebunden werden, werden sie zudem wasserlöslich und können so vom Körper ausgeschieden werden, sei es durch den Urin oder durch Gallenproduktion.

Die Leber kann unter vielen Methoden wählen, giftige Chemikalien zu binden. Oft werden Aminosäuren verwendet, um giftige Chemikalien zu binden, wie z.B. Taurin und Cystesin. Die meisten Aminosäuren brauchen Schwefel, wobei Lauchgewächse, Eier und Kohlgemüse unter den besten Schwefelquellen sind. Die wichtige Rolle, die Schwefel beim Entgiftungsvorgang spielt, führt auch dazu, dass diese Lebensmittel für eine Entgiftungsdiät besonders in Betracht kommen.

Werden entweder der Phase-1- oder der Phase-2-Pfad unterbrochen, kommt es zu einer Anstauung von Giftstoffen in der Leber. Ein großer Teil davon ist fettlöslich und entweicht daher in das umgebende

Fettgewebe, wo er dann über längere Zeit verbleiben kann. Einige Ernährungswissenschaftler gehen davon aus, dass diese Giftstoffe, sobald sie sich einmal im Fett verteilt hätten, ein Leben lang im Körper verbleiben könnten.

Die Ausbreitung von Giftstoffen in den Körper kann wiederum zu einer ganzen Reihe von Problemen führen, wie z.B. Hormonschwankungen, verfrühtem Eintreten der Wechseljahre, Unfruchtbarkeit u.ä. Zudem gelten viele dieser Giftstoffe als krebserregend und können ein Grund für die steigenden Krebsraten sein, die man in der westlichen Welt beobachten kann.

Kapitel 7 – Planung einer Entgiftungsdiät

Durch die vorigen Kapitel sollten Sie nun vertraut damit sein, welche Lebensmittel Sie bei der Entgiftung vermeiden sollen, welche Sie essen sollten und welchen Lebensführung Sie annehmen sollten, während Sie entgiften. Hier ist nochmal eine Übersicht darüber, was Ihre Entgiftungsdiät umfassen sollte:

- Viel biologisch angebaute, entgiftende Lebensmittel essen.

- Viel Wasser trinken, am besten gefiltertes.

- Folgende Nahrungsmittel meiden:

- Rotes Fleisch

- Zuckerhaltiges

- Koffein

- Unnötige Medikamente

- Alkohol

- Süßstoffe

- Konservierungsmittel

- Fertigprodukte

- Nicht-Vollkornprodukte

- Raffinierte Speisefette

Vorliegendes Kapitel soll nun alle Informationen zusammenfassen, um Ihnen dabei zu helfen, eine Entgiftungsdiät zu planen und durchzuführen. Allgemein werden Entgiftungsdiäten regelmäßig geplant, um der Leber zu helfen, sich von einer normalen Ernährung und Lebensführung zu erholen.

Es herrscht allerdings Uneinigkeit darüber, wie oft man seinen Körper entgiften und wie lang man eine Entgiftungsdiät beibehalten sollte. Typische Empfehlungen reichen von einer Woche pro Monat bis zu einem Tag pro Woche. Andere Leute wiederum planen Ihre Entgiftungen nach den Jahreszeiten und führen sie je einen Monat am Ende von Frühling, Sommer, Herbst und Winter durch.

Da nun unter den Entgiftungsbefürwortern die Meinungen so stark auseinandergehen, ist es wohl am besten, wenn Sie es einfach ausprobieren und darauf achten, wann Ihr Körper die Entgiftung am besten verträgt und sie für Sie am praktischsten ist. Wenn Sie sich träge, müde und ungesund fühlen, sollten Sie am besten darüber nachdenken, eine Entgiftungsphase einzulegen, um Ihre Gesundheit und Leber wieder in Form zu bringen. Andererseits gleicht keine Entgiftungsdiät der anderen. Wer sich von Natur aus gesünder und giftstoffärmer ernährt, muss sich nicht so oft entgiften wie jene seiner Zeitgenossen, die sich andauernd mit Giftstoffen vollfressen.

Zudem empfiehlt es sich, die Arbeitszeiten mit den Entgiftungszeiten nicht zusammenzulegen, um sicherzustellen, dass die Entgiftung auch in Ihren Zeitplan passt. Am Wochenende fällt eine Entgiftung leichter als unter der Woche, und zwar aus mehreren Gründen. Zum Einen haben Sie mehr Zeit, um Ihre Smoothies, Säfte und Mahlzeiten zu planen und müssen zum Anderen Ihren Kollegen keine Rechenschaft darüber ablegen, was Sie da tun und dabei Gefahr laufen, schief angeguckt zu werden.

Denken Sie auch an Feiertage. Viel Freizeit kann eine gute Gelegenheit zur Entgiftung sein, andererseits können Feiertagsessen und Feste Ihren Entgiftungsplänen einen Strich durch die Rechnung machen.

Natürlich sollten Ihre Entgiftungsphasen umso länger dauern, je seltener Sie entgiften. Versuchen Sie dabei, ein Gleichgewicht zwischen kurzen, schnellen und einfachen Entgiftungen einerseits und längerfristigen, härteren aber gründlicheren Entgiftungen andererseits zu finden.

Ziel einer Entgiftungsdiät ist es nicht, große Mengen an gesunden und leberentgiftenden Lebensmitteln zu sich zu nehmen, sondern auch weniger Kalorien und Essen allgemein. Ihr Körper kann nur eine bestimmte Menge an Essen und Nährstoffen gleichzeitig verarbeiten, sodass Sie weniger als sonst essen müssen, um sicherzugehen, dass all die gesunden und entgiftenden Stoffe auch wirklich in Ihren Körper gelangen. Weniger zu essen schont außerdem die Leber und gibt Ihr eine bessere Chance, zu heilen und sich von eventuellen kleineren Schäden zu erholen.

Je nach Länge der Entgiftungsphase sollten die ersten 1-3 Tage das Essen von leichten Entgiftungsmahlzeiten umfassen, kombiniert mit Smoothies, Säften und Ergänzungsmitteln. Im weiteren Verlauf der Diät sollten Sie noch kleinere Mahlzeiten oder kleine Snacks essen und sich mehr auf Säfte, Smoothies und Ergänzungsmittel konzentrieren. Am besten gewöhnen Sie Ihren Körper langsam an die Entgiftungsphase, indem Sie eine Zeit lang über einige Tage hinweg größere Mahlzeiten essen und anschließend auf regelmäßiger Basis normalgroße Portionen.

Bei kleineren Entgiftungsphasen wie übers Wochenende sollte es natürlich wiederum ausreichen, einfach leichtere, auf Entgiftung ausgerichtete Mahlzeiten und ein paar Entgiftungssmoothies- und -säfte zu sich zu nehmen, um einen schnellen Entgiftungsschub zu bekommen.

Es gibt darüber hinaus auch die Möglichkeit, längerfristig eine gesündere, entgiftende Ernährung anstatt der bisherigen anzustreben. Das ist natürlich wesentlich schwieriger, wird sich aber auf lange Sicht für Ihren Körper und Ihre Gesundheit auszahlen. Eine langfristig entgiftende Ernährung basiert dann eher auf entgiftenden Lebensmitteln und weniger Smoothies, Säften und Ergänzungsmitteln, sowie einer regulären Kalorienzufuhr.

Sie dürfen den Übergang zu einer langfristig entgiftenden Ernährung auf keinen Fall abrupt vornehmen. Ihren Vorsatz zur Entgiftung können Sie auch damit erfüllen, indem Sie einfach in Ihrem Alltag Schritt für Schritt neue, entgiftende Lebensmittel einführen, bis Sie irgendwann nur noch gesunde Nahrung zu sich nehmen.

Nehmen Sie während der Entgiftung unbedingt viel Flüssigkeit zu sich. Große Mengen Wasser helfen Ihnen, Giftstoffe und Abfallprodukte aus Ihrem Körper auszuscheiden, die Ihre Leber beim Entgiftungsvorgang freisetzt. Zudem verhindern Sie dadurch, dass Sie Hunger kriegen.

Manche Entgiftungsbefürworter ziehen eine Methode vor, die nahezu ausschließlich auf Wasser und Säften basiert. Das ist nicht empfehlenswert, da es keinen Grund zur Annahme gibt, kleinere Mahlzeiten könnten den Entgiftungsvorgang behindern. Tatsächlich scheint eher das Gegenteil der Fall zu sein, und kleine Mahlzeiten mit reichhaltiger entgiftender Nahrung unterstützen den Entgiftungsvorgang auf natürliche Weise. Manche Leute ziehen trotzdem eine solche flüssigkeitsbasierte Entgiftungsdiät vor, was zugegebenermaßen etwas einfacher sein kann, wenn man sehr beschäftigt ist und keine Zeit für volle Mahlzeiten hat, trotzdem aber nicht auf einen Saft oder Smoothie während der Pause verzichten will.

Wenn Sie sich für eine solche flüssigkeitsbasierte Entgiftungsdiät entscheiden, achten Sie allerdings darauf, die Zufuhr an Festnahrung nach und nach zurückzuschrauben und dafür die Flüssigkeitszufuhr zu erhöhen. Das Verdauungssystem braucht eine Übergangszeit von Fest- zu Flüssignahrung, und ein abrupter Übergang kann Ihnen Probleme bereiten. Das gilt sowohl für den Übergang zu Fest- zu Flüssignahrung als auch umgekehrt.

Halten Sie zudem keine längerfristige Flüssignahrungsdiät. Je nach Ihrem Gesundheitszustand kann eine solche Ernährung schädlich sein, da es Ihnen schwerfallen wird, Ihren Körper angemessen zu ernähren, vor allem mit Kalorien und Fett, wenn Sie für längere Zeit nichts als Säfte und Smoothies trinken.

Obwohl Entgiftung auch häufig mit Gewichtsabnahme in Zusammenhang gebracht wird, sollten Sie nicht den Fehler machen, eine Entgiftungsdiät mit einer gewöhnlichen Diät zu verwechseln.

Ihr Hauptziel ist es schließlich, Ihre körperliche Gesundheit zu verbessern, und nicht abzunehmen. Manche Menschen fangen oft ins Blaue eine spontane Diät mit Entgiftungssmoothies- und -säften an, mit dem Vorwand, Ihre Kalorienzufuhr drastisch zu reduzieren. Davon kann nur vehement abgeraten werden. Studien zeigen durchweg, dass eine leicht gesenkte Kalorienzufuhr längerfristig zu bleibenderer Gewichtsabnahme führt als abrupte Diäten mit stark gesenkter Kalorienzufuhr.

Wenn Sie unbedingt eine flüssigkeitsbasierte Diät ausprobieren wollen, fangen Sie mit einem kleinen Zeitraum von beispielsweise 3-5 Tagen an. Sobald Sie sich an eine Entgiftungsdiät dieser Zeitdauer gewöhnt haben, können Sie es das nächste Mal versuchen, über einen etwas längeren Zeitraum durchzuhalten, bis Sie die Länge gefunden haben, mit der Sie am besten klarkommen. Versuchen Sie aber bitte nicht, eine Flüssigentgiftungsdiät länger als zwei Wochen durchzuhalten und denken Sie an den Übergang von Fest- zu Flüssgnahrung und zurück.

Sie sollten es auch nicht vor Familie, Freunden und Kollegen an die große Glocke hängen, dass Sie eine Entgiftung durchführen, aber es ist ratsam, eine Person Ihrer Wahl zu informieren, für den Fall, dass Probleme auftreten. Manchmal kann es nämlich aufgrund nichtdiagnostizierter Gesundheitsprobleme oder anderer Faktoren bei Entgiftungsdiäten zu Problemen kommen, und für diesen Fall ist es immer besser, jemanden zu haben, der bescheidweiß und für Sie sorgt. Wenn Ihr Gesundheitszustand merklich schlecht ist und Sie unter Problemen wie starkem Übergewicht, Diabetes oder anderen ernährungsbedingten Krankheiten oder Problemen leiden sollten, fangen Sie bitte keine Entgiftungsdiät an, zumindest nicht ohne vorige Rücksprache mit Ihrem Arzt oder einer sonstigen Gesundheitsfachkraft.

Kapitel 8 – Fasten

Obwohl es traditionell eher als spirituelle oder religiöse Tätigkeit betrachtet wird, kommt Fasten doch langsam auch als Abnehm- und Gesundheitstechnik in Mode. Studien und Forschung stützen zum größten Teil den Trend zum Fasten und haben festgestellt, dass Fasten zu Langlebigkeit, vermindertem Risiko zu diversen Krankheiten und Krebsarten sowie einer allgemein verbesserten Gesundheit führen kann.

Das liegt an der Art und Weise, wie Fasten den Körper verändert. Eine kurze Periode völligen Kalorienentzugs ermuntert den Körper, bestehende Zellen zu reparieren anstatt neue zu bilden, da die Nahrungsressourcen begrenzt sind. Diese Konzentration aufs Reparieren statt aufs Wachstum wiederum verlangsamt offenbar den Alterungsprozess, der maßgeblich auf die Verkürzung der DNA-Stränge zurückzuführen ist, die auftritt, wenn neue Zellen durch Zellteilung gebildet werden. Der Fokus auf der Reparatur hilft dem Körper auch, Schäden zu beseitigen, die sonst ignoriert würden, darunter auch solche, die mit Krankheiten und Krebs zusammenhängen.

Die Gesundheit des Fastens erstreckt sich auch auf die Leber, und viele Menschen legen neben Entgiftungsphasen oft auch Phasen des Fastens ein. Es gibt diverse Arten des Fastens. Die wohl berühmteste Fastenmethode ist das intermittierende Fasten, die Perioden normaler Ernährung im Wechsel mit Perioden der Kaloriendefizite beschreibt. Gängie Varianten des intermittierenden Fastens umfassen das Fasten im Verhältnis 5:2, bei dem der Fastende unter der Woche normal isst, dafür aber praktisch nichts am Wochenende oder aber das intermittierende Fasten im Wechsel, bei dem auf einen Tag des Fastens ein Tag normalen Essens folgt.

Saftfasten ist eine andere Weise des Fastens, bei der es darum geht, sich auf diverse „erlaubte" Säfte zu beschränken, von denen viele jenen Säften und Smoothies ähneln, die auch bei der Entgiftungsdiät Anwendung finden. Eine Alternative dazu ist das Wasserfasten, bei dem man sich nur darauf beschränkt, eine Zeit lang lediglich Wasser und kalorienfreie Getränke zu trinken.

Saft- und Wasserfasten sind nicht empfehlenswert, zumindest nicht zu Zwecke der Entgiftung. Es scheint zwar auf den ersten Blick logisch, sich dadurch entgiften zu wollen, dass man die im Essen enthaltenenen Gift- und Abfallstoffe einfach komplett streicht, jedoch richtet man dadurch mehr Schaden als Nutzen an. Körper und Leber benötigen zur Entgiftung nun einmal gewisse Nährstoffe, darunter viele Antioxidianzien wie Beta-Carotin und Glutathion, aber auch Stoffe wie Schwefel, Fette, Cholin und Energie in Form von Kalorien, um die chemischen Prozesse in Gang zu setzen.

Indem Sie sich diese Nährstoffe vorenthalten, hindern Sie Ihren Körper auch daran, sich zu entgiften, womit Sie das Ziel des Fastens verfehlen. Zudem stellt abruptes Saft- und Wasserfasten den Körper allgemein ab, verlangsamt den Stoffwechsel, schwächt die Muskeln und regt den Körper dazu an, Energie als Fett zu speichern, sobald wieder eine Ernährung mit normaler Kalorienzufuhr erfolgt.

Intermittierendes Fasten wiederum scheint genug handfeste Vorteile zu haben, um es neben der Entgiftung zu betreiben und ist generell einfacher und sicherer anzugehen. Der wichtigste Punkt am intermittierenden Fasten, der wiederholt werden muss, ist, dass die Entzugsphase normalerweise sehr kurz ist, ein bis zwei Tage je nach Art der Diät. Diese kurze Periode reicht aus, um Ihren Körper dazu anzuregen, Hormone und Chemikalien freizusetzen, die Ihren Körper dazu bringen, effizient zu funktionieren und sich zu reparieren, während sie gleichzeitig nicht lang genug ist, um Ihnen die Nährstoffe vorzuenthalten, die Sie benötigen.

Wenn Sie neben einer veärnderten Ernährung intermittierendes Fasten betreiben wollen, ziehen Sie zuerst einen Arzt oder eine Gesundheitsfachkraft zu Rate und fangen Sie mit kurzen, sanften Fastenperioden an, unterbrochen mit Perioden regelmäßigen Essens.

Kapitel 9 – Saft- und Smoothierezepte

Beim Entgiften sollten Sie Säfte und Smoothies zu sich nehmen, als Beilage zu kleinen und mittelgroßen Mahlzeiten. Sobald Sie etwas Erfahrung im Entgiften haben, können Sie auch mit eigenen Saftrezepten experimentieren, was auch sehr viel Spaß machen kann. Für den Anfang ist es aber wohl eine bessere Idee, auf diese bewährten Rezepte zurückzugreifen, die andere Entgifter vor Ihnen ausprobiert haben. Dieses Kapitel sol Ihnen einige Inspirationen und Rezepte geben, um Ihre nächste Entgiftungsdiät in Gang zu setzen.

Der berühmt-berüchtigte „grüne Saft"

1 StangeSellerie

5 Bündel Grünkohlblätter

1 Apfel

1 Bündel glatte Petersilie

1 Limette

1 Zitrone

1 daumendickes Stück frischer Ingwer

Fast keine Entgiftungsdiät kommt ohne ihre eigene Variante des „grünen Safts" aus, und dieser Ratgeber ist da keine Ausnahme. Dieser würzige grüne Saft ist erstaunlich lecker, dafür dass er so gesund ist.

Sein pikanter Geschmack garantiert einen guten und frischen Start in den Tag und wird Sie am Morgen garantiert muntermachen.

Lilaner Saft

3 kleine Knollen Rote Beete

2-3 Äpfel

220g Brombeeren

1,5 cm dickes Stück frischer Ingwer

Dieser Entgiftungssaft hat eine tieflilane Farbe und eine angenehm dicke Textur. Viele Entgiftungssäfte können fade oder etwas bitter schmecken, aber solange Sie bei diesem Saft frische Rote Beete verwenden, schmeckt er garantiert süß und saftig. Nehmen Sie ihn vor allem, um etwas Abwechslung in Ihre Entgiftung zu bringen und damit Sie keinem Drang nach Süßkram erliegen.

Exotischer Minzsaft

2 Stangen Sellerie

½ Gurke

4 große Bündel Spinat

4 große Bündel Minze

225g Ananas

½ Zitrone

Diese Kombination aus Ananas und Minze ist zwar ungewöhnlich, aber doch sehr schmackhaft. Was entgiftendes Obst betrifft, so ist die Ananas unter ihnen die beste Energiequelle. Trinken Sie also diesen Saft am Mittag, um bis zum Ende des Tages durchzuhalten. Das frische Minzaroma im Mund ist eine fantastische Gaumenfreude nach einem Snack oder einer Mahlzeit am Mittag.

Birnen-Limettensaft

2 Stängel Grünkohlblätter

225 g Spinat

1 Birne

½ Limette

3 Stängel Sellerie

½ Gurke

Dieser Birnensaft hat einen sanften, milden Geschmack und ist unglaublich erfrischen. Gekühlt ist dieses Rezept die erste Wahl an heißen Tagen oder nach dem Sport.

Karottensaft

4 mittelgroße Karotten

1cm frischer Ingwer

1 grüner Apfel

1/2 Zitrone

Karotten sind eine einfache Methode, um Ihren Säften etwas Farbe zu verleihen. In Kombination mit starken Geschmacksträgern wie Ingwer und Zitrone ist er geradezu eine Delikatesse.

Hafer-Beeren-Smoothie

250g gemischte Sommerfrüchte

120g Kokosnussmilch

235ml Wasser

15g Haferflocken

Die Kombination aus Haferflocken und Kokosnussmilch verleiht diesem Smoothie seine reichhaltige und cremige Konsistenz, was ihn gleichzeitig wesentlich sättigender macht als die meisten Säfte. Nehmen Sie dieses Rezept zu Hand, um Ihren Hunger zu stillen oder eine kleine Mahlzeit zu ersetzen, und auch um sicherzugehen, dass Sie genug Fett im Körper haben, um ihn zu entgiften.

Avocado-Kiwi-Smoothie

1/4 Gurke

1 Bündel Spinat

1/2 Avocado

1 Selleriestange

2 Zweige frische Minze

1 Kiwi

235 ml gefiltertes Wasser

Avocados sind eine weitere tolle Fettquelle für Ihren Körper während der Entgiftung. Dieser Smoothie ist angenehm süß und hat gleichzeitig den Gehalt und die cremige Struktur eines Desserts.

Orangene Überraschung

3 Tomaten

6 Karotten

2 rote Paprika

4 Zehen Knoblauch

4 Stangen Sellerie

34g Brunnenkresse

225g Spinat

Dieser dicke Smoothie enthält eine Bandbreite an entgiftenden Lebensmitteln, wie man sie sonst in keinem Smoothie findet. Von Knoblauch bis Brunnenkresse über Sellerie und Paprika enthält dieser Smoothie alles, was Sie brauchen, ohne dass Sie ständig dasselbe zu essen brauchen.

Fazit

Es ist nicht ganz leicht, seinen Körper zu entgiften. Es erfordert Disziplin und Anstrengung, um seine Essgewohnheiten mehrmals am Tag zu durchbrechen und eine gesunde, reichhaltige und nahrhafte Ernährung anzustreben. Für diejenigen aber, die Entgiftung mit Hingabe betreiben, ist es die Mühe auf jeden Fall wert. Entgiftung reinigt Ihren Körper von heimtückischen und bösartigen Giftstoffen, die Ihre Gesundheit torpedieren und letztlich zu Krankheit und Schwäche führen.

Nach der Lektüre dieses Ratgeber sollten Sie nun über alles im Bilde sein, was Sie über Entgiftung wissen müssen. Sie sollten sich der wichtigen Rolle Ihrer Leber bewusst sein, Ihrer Anatomie und der zentralen Rolle, die sie für unser Wohlbefinden spielt. Sie sollten nun auch darüber bescheidwissen, welche Lebensmittel Ihren Körper mit Giftstoffen füllen, wie z.B. Alkohol, rotes Fleisch, Konservierungsmittel und Koffein, sodass Sie nun informierte Entscheidungen treffen darüber treffen können, ob Sie Ihren Körper mit solchen scheußlichen Chemikalien füllen wollen.

Darüber hinaus sollten Sie nun wissen, welche Nahrungsmittel die besten Entgifter sind, von spezifischen Lebensmitteln selbst wie Olivenöl und Brokkoli bis zu den wichtigen Stoffen darin wie Beta-Carotin und Vitamin C. Dann haben Sie erfahren, wie die Leber sich durch Phase-1- und Phase-2-Pfade entgiftet und wie diese Pfade angegriffen werden können.

In den folgenden Kapiteln haben wir dargelegt, wie man eine Entgiftungsdiät anfängt und einhält, wobei wir erklärt habe, wie oft und wie lang Sie entgiften sollten. Schließlich haben wir Ihnen noch eine Reihe von verschiedenen Saft- und Smoothierezepten vorgestellt, damit Sie sofort mit der Entgiftung loslegen können.

Ich hoffe, dieser Ratgeber hat Ihnen die Wunder der Entgiftung etwas näher gebracht. Viel Glück auf Ihrem Weg zu einer besseren Gesundheit !

www.ingramcontent.com/pod-product-compliance
Lightning Source LLC
Chambersburg PA
CBHW060218290526
45789CB00003B/1318